Docteur Ch. ANGER
DE L'UNIVERSITÉ DE PARIS

Contribution à l'étude

du

Traitement de l'hydrocèle simple

par la méthode de

L'Inversion simple de la Tunique vaginale

PARIS
LIBRAIRIE DES FACULTÉS
A. MICHALON
26, Rue Monsieur-le-Prince, 26
1903

Docteur Ch. ANGER
DE L'UNIVERSITÉ DE PARIS

Contribution à l'étude du Traitement de l'hydrocèle simple par la méthode de L'Inversion simple de la Tunique vaginale

PARIS
LIBRAIRIE DES FACULTÉS
A. MICHALON
26, Rue Monsieur-le-Prince, 26
1903

A LA MÉMOIRE VÉNÉRÉE DE MA MÈRE

A MON PÈRE

A MES SOEURS

A MES BEAUX-FRÈRES

A MES PARENTS

A MES AMIS

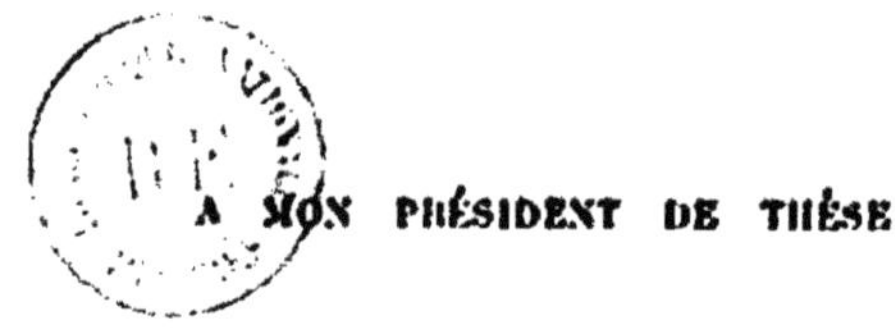

A MON PRÉSIDENT DE THÈSE

MONSIEUR LE PROFESSEUR TERRIER

Chirurgien des hôpitaux,
Membre de l'Académie de médecine,
Commandeur de la Légion d'honneur.

INTRODUCTION

L'hydrocèle simple, celle que nous aurons en vue dans ce travail, est constituée par une accumulation de sérosité dans la tunique vaginale. Cette membrane a la structure du péritoine, dont, en somme, elle n'est que le prolongement. Sa face externe est tapissée par une couche de cellules polygonales nucléées, de 10 centimètres de diamètre.

Ce sont ces cellules qu'on doit incriminer dans l'hydrocèle ordinaire, et l'indication capitale que l'on cherchait à réaliser jusqu'à ces dernières années était, ou de les modifier, ou de les détruire. Il est pourtant une autre solution : supprimer la cavité close dans laquelle ces cellules déversent leurs produits de sécrétion. C'est ce qu'on réalise par le procédé de l'éversion de la vaginale.

Dans le cours de nos études nous avons eu l'occasion de voir pratiquer cette opération plusieurs fois, à l'hospice de Bicêtre, par M. le Dr Guinard. Nous avons pris avec le plus grand soin les observations des malades que nous avons pu suivre, et nous nous sommes proposé de choisir, comme objet de thèse inaugurale, cette méthode de traitement d'une affection commune, méthode qui, comme nous essaierons de le démontrer, joint à sa simplicité la mettant à la portée des plus humbles praticiens, la plus grande innocuité et des résultats excellents.

On nous objectera peut-être que ce sujet a déjà été traité dans des thèses inaugurales ces dernières années. Nous n'avons connaissance que du travail du Dr Houdé (1900). Comme nous désirons avant tout éviter de paraître plagiaire, nous affirmons avoir pris les observations entre avril et octobre 1900, et presque aussitôt après, avoir fait notre travail tel que nous le présentons aujourd'hui. Nous croyons que les observations citées pourront être de quelque utilité pour l'étude de la méthode de l'éversion.

Mais, avant d'aborder notre sujet, qu'il nous soit permis de remercier nos maîtres de l'école de Rennes qui nous ont fait faire nos premiers pas dans les études médicales, en particulier MM. les Drs Bertheux et Perrin de la Touche, qui ont toujours fait preuve d'une si grande bienveillance à notre égard. Nous devons aussi rendre un hommage respectueux à la mémoire du Dr Delacour, le regretté directeur de l'École de médecine de Rennes.

Nous adressons nos plus vifs remerciements à nos maîtres des hôpitaux et de la Faculté de Paris.

M. le Dr Guinard a bien voulu nous permettre d'user des quelques observations recueillies dans son service : qu'il veuille bien accepter ici l'hommage de notre profonde reconnaissance.

M. le professeur Terrier, en acceptant la présidence de cette thèse, nous a fait le plus grand honneur ; qu'il nous permette de lui présenter nos plus chaleureux remerciements.

CHAPITRE PREMIER

Aperçus sur les différents modes de traitement de l'hydrocèle vaginale.

Les procédés chirurgicaux dirigés contre l'hydrocèle remontent à la plus haute antiquité, et nombre de ceux actuellement en faveur étaient connus des anciens. Ainsi l'incision fut pratiquée par Celse, Chelius, Gay de Chauliac et Ambroise Paré. Abandonnées dans la suite pour des méthodes moins hardies, telles que la ponction, dont la valeur fut surtout mise en lumière par Velpeau, les méthodes sanglantes devaient naturellement être remises en honneur à l'avènement de l'antisepsie.

Les procédés opératoires sont à l'heure actuelle très nombreux. Des travaux multiples ont paru sur la question, préconisant tel ou tel procédé.

De ceux-ci nous ne rapporterons que les principaux ; citons les mémoires de Wolkmann, de Bramann ; les articles de Reclus, de Duplay, de Nicaise, qui sont absolument classiques.

Notre intention n'est pas d'exposer dans ce travail tous ces procédés opératoires ; nous nous proposons seulement de les grouper, et de les exposer simplement, afin d'en discuter ensuite la valeur comparative.

On peut diviser les méthodes de traitement de la vaginalite chronique en deux groupes :

A. — Méthodes non sanglantes.

B. — Méthodes sanglantes.

∴

A. — Méthodes non sanglantes.

Si l'incision chirurgicale de la vaginale est plus ancienne, les méthodes non sanglantes ont été beaucoup plus fréquemment employées. Dans la première moitié du XIXe siècle, on peut dire qu'elles étaient seules en honneur; ces méthodes sont :

1° La ponction simple ;

2° La ponction suivie d'injections.

1° *Ponction simple.* — C'est un procédé que nous ne ferons que signaler, car il est purement palliatif et s'accompagne invariablement de récidive.

Il consiste dans la simple évacuation, au moyen d'un trocart, de la collection liquide.

On a érigé en méthode la ponction simple répétée. Le plus grand inconvénient de cette méthode est de transformer en hématocèle un hydrocèle simple.

2° *Ponction suivie d'injection.* — Par cette méthode on a proposé, après évacuation du liquide, de créer une inflammation adhésive entre les deux feuillets de la séreuse, pour que dans la suite un accolement intime se crée entre eux, et que la cavité actuelle soit définitivement oblitérée, empêchant ainsi tout nouvel épanchement

Le manuel opératoire de cette intervention consiste : 1° dans l'évacuation du liquide par ponction ; 2° dans l'introduction, au moyen de la canule du trocart d'une certaine quantité de liquide irritant.

Les irritants employés le plus souvent sont : 1° la teinture d'iode, soit pure (Duplay-Langenbeck-Kocher), soit diluée au tiers (Velpeau), à moitié (Gosselin) :

2° Lagol, Tillaux utilisent une solution additionnée d'iodure de potassium.

La quantité de liquide varie de cinquante à trois cents centimètres cubes ; mais la dose la plus fréquemment employée est de cent cinquante centimètres cubes. On laisse le liquide en contact avec la vaginale pendant un laps de temps variable suivant les auteurs, mais qui est ordinairement de cinq minutes. Au bout de ce temps il faut évacuer en totalité la solution iodée pour éviter les phénomènes inflammatoires trop intenses, comme, par exemple, l'infiltration du tissu cellulaire des bourses par diffusion des liquides caustiques, et sphacèle consécutif des téguments.

3° La solution iodée, ou iodo-iodurée n'a pas été la

seule employée. On a employé souvent l'acide phénique à la dose de un à huit pour cent. Nombreux sont les auteurs qui préconisent cet agent, particulièrement à l'étranger. La quantité d'acide employé, pour éviter les dangers, ne doit pas dépasser deux grammes.

4° Marc Sée préconise les solutions de chloral.

5° Monod et Terrillon, l'alcool.

6° Hauzi et Lannois, le perchlorure de fer.

7° Polaillon, le chlorure de zinc.

8° En 1893, Ponsard (1), dans sa thèse de doctorat, préconise l'éther iodoformé ; il en rapporte plusieurs observations suivies de succès. Il nous semble pourtant que c'est une pratique dont il faille se défier : Legendre n'a-t-il pas mis en lumière les dangers de l'injection d'éther iodoformé dans les séreuses ?

Que conclure des résultats de ces méthodes ? Sans nul doute elles ont donné de nombreux succès ; mais, sans parler des accidents dus aux injections mal faites, les récidives après ces procédés sont fréquentes, comme le témoigne le grand nombre d'agents thérapeutiques expérimentés dans le but d'éviter cet inconvénient.

1. PONSARD. Th. Paris, 1893.

B. — Méthodes sanglantes.

Les différents procédés qui rentrent dans cette catégorie ont pour caractéristique l'ouverture au bistouri de la cavité vaginale. Mais ils diffèrent entre eux suivant l'intervention sur la séreuse. Les uns se contentent d'une incision pure et simple; d'autres y ajoutent une irritation mécanique ou chimique de la vaginale; d'autres enfin détruisent d'une façon définitive, par une ablation totale, la membrane sécrétante du liquide pathologique.

Nous allons rapidement passer en revue ces différents détails du manuel opératoire.

1° *Incision de la vaginale.* — C'est le procédé le plus anciennement employé. Nous avons déjà dit, en effet, que Celse, Guy de Chauliac, Ambroise Paré avaient eu recours à ce procédé; il fut repris à l'étranger par B. Tell, Richter, Diffenbach. Ceux-ci en furent les véritables promoteurs, au point de vue opératoire. Mais en France, au même moment, Richerand, Boyer, Velpeau, Lefranc, Nélaton et Chassaignac en précisaient les indications.

Tombé dans l'oubli, à cause des accidents d'infection, ce procédé a été renové par Volkmann. Cet auteur après avoir divisé les téguments des bourses suivant le grand axe de la tumeur, incise la vaginale, la débride largement, lave la cavité avec une solution phéniquée à 30/0, puis suture les lèvres de la plaie opératoire en assurant un large drainage de la cavité séreuse. Un pansement antiseptique et compressif recouvre les bourses et le bassin.

2° *Excision partielle de la vaginale.* — Ce procédé, mis en faveur par Julliard, consiste, après incision de la vaginale, dans la résection de cette tunique, dans la plus grande partie de son étendue. On conserve seulement une portion de séreuse suffisante pour couvrir le testicule.

Les deux lambeaux ainsi obtenus sont unis par une suture au catgut, adossant les deux feuillets de la séreuse.

Cette méthode a l'avantage de supprimer la cavité pathologique primitivement créée, et de s'opposer au développement d'une nouvelle collection de liquide. Son manuel opératoire a été défendu par Reclus et Augagneur.

De l'avis des auteurs qui l'ont préconisée, l'excision partielle de la tunique vaginale réclame pour obtenir un résultat heureux, la plus grande attention dans l'accolement des deux feuillets, ainsi qu'une dissection minutieuse et étendue de la séreuse.

Nous insistons sur ce point de détail, car nous verrons plus loin l'avantage que présente, pour éviter les culs-de-sac, le procédé de l'éversion.

3° *Excision totale de la vaginale.* — Ayant constaté que l'opération précédente avait l'inconvénient de fréquentes récidives, certains auteurs ont songé à supprimer totalement le feuillet pariétal de la vaginale.

En 1885, Bergmann fit connaître cette méthode, qui est actuellement la plus répandue. Citons aussi Tillemans, Bramann, Southam (1), Routier (2). Nous renvoyons pour les détails à la thèse de Sarrol, faite sous l'inspiration du Dr Schwartz, à l'hôpital Cochin.

Après avoir largement incisé l'enveloppe séreuse du testicule et évacué le liquide contenu dans son intérieur, on isole la vaginale de la fibreuse des bourses.

Cette dissection est fine, et doit être faite lentement, avec grand soin, en ménageant les éléments du cordon qui sont plus ou moins adhérents. Cette dissection est suivie d'une section de la séreuse au ras de sa réflexion sur le testicule. Suture profonde rabattant la tunique fibreuse sur le testicule.

Il s'agit bien là d'un procédé de cure radicale ; à ce point de vue l'opération de Bergmann est, à peu près, à l'abri de toute critique, et cependant on a parlé de récidive, même après cette opération, lorsque la tunique fibreuse reste largement béante sans tendance à s'affaisser. Mais il n'en est pas de même des deux autres méthodes sanglantes ci-dessus mentionnées : incision, excision partielle.

L'incision simple encourt le même reproche que le procédé de la ponction avec injection irritante. Car il semble peu probable que le fait de toucher à ciel ouvert

1. Southam. *The Lancet*, 1897, p. 800.

2. Routier. *In thèse Gouffier.* (Paris, 1898).

la surface de la séreuse modifie mieux les éléments anatomiques que l'injection d'iode.

Ce serait donc le drainage qui agirait alors d'une manière efficace? Mais drainage ne deviendrait-il pas dans ce cas synonyme de suppuration?

La même objection peut être faite à l'excision partielle de la vaginale, il est vrai qu'ici les chances de récidive sont moins nombreuses, puisque l'on supprime la plus grande partie du tissu pathologique.

Mais l'occlusion complète de la nouvelle vaginale empêche tout écoulement et toute absorption du liquide, qui pourra de nouveau être sécrété, d'où récidive.

L'hydrocèle, d'après Delore (1) serait due, comme nous le disons dans notre introduction, à un trouble de sécrétion des cellules polygonales de la tunique vaginale. Tout traitement de l'hydrocèle devra donc s'adresser directement à la séreuse, soit en l'excisant complètement comme dans l'opération de Bergmann, soit en favorisant l'absorption du liquide sécrété.

Cette dernière condition se trouve réalisée par la méthode de l'éversion de la tunique vaginale.

1. Delore. *Lyon médical*, nov. 1897.

CHAPITRE II

Eversion de la vaginale.
Historique. Manuel opératoire. Objections.

L'*éversion*, ou *inversion*, ou *retournement* de la vaginale est une opération d'origine récente. Elle diffère des autres procédés sanglants de cure de l'hydrocèle en ce que les feuillets de la vaginale sont conservés en entier : mais, avec ce procédé, on supprime la cavité close où se déverse le produit des sécrétions. Le liquide sécrété se trouvant, aussitôt après sa production, en contact avec le tissu cellulaire, est résorbé par celui-ci.

La première indication de ce procédé est due à Vautrin : « Au lieu d'exciser la vaginale, Vautrin propose de la retourner sur elle-même de manière à supprimer toute cavité séreuse. » (1)

En 1893, Jaboulay (2), afin de simplifier la dissection

1. GROSS, RŒHMER et VAUTRIN. *Path. et clin. chir.*, t. III, page 243.

2. JABOULAY et BÉRARD (*Province médicale*, 1893).

du canal péritonéo-vaginal, au cours de la cure radicale de la hernie inguinale congénitale, eut l'idée de supprimer complètement ce canal, par le retournement des feuillets autour du testicule et du cordon. Cette méthode, imaginée par lui dans le principe pour les seules hernies congénitales totales, fut étendue ensuite, tout naturellement, à la cure des hydrocèles congénitales communicantes avec simples hernies en préparation, puis au traitement de quelques types d'hydrocèle acquise.

En 1895, Doyen fit paraître dans les *Archives provinciales de chirurgie* une courte note dans laquelle il disait avoir pratiqué, dès 1890, l'éversion de la vaginale. Même, dans un cas d'hydrocèle double, il aurait dilacéré le « septum » et attiré au dehors le testicule opposé, ne faisant ainsi qu'une cicatrice cutanée. C'est là une complication bien grande d'un procédé dont le principal mérite est la simplicité.

En 1896, Barral (1) fit paraître le premier travail d'ensemble sur la question. Il exposa le manuel opératoire de Jaboulay, relata onze observations prises dans le service du professeur Poncet et qui semblent toutes probantes.

L'école lyonnaise, avec Poncet, Villard, Vallas, Rollet, Delore, accueillit avec faveur le nouveau procédé.

1. Barral, Th. de Lyon, 1896.

Il fut présenté à Paris en 1899 par le Dr Legueu, au XIIIe congrès de chirurgie.

Sept éversions pratiquées par ce chirurgien ont été relatées dans la thèse inaugurale de Houdé (1).

Enfin, alors que notre travail s'achevait, Longuet fit paraître dans la *Presse médicale* (2) une *Revue générale sur la cure radicale de l'hydrocèle par le retournement de la vaginale.*

Voici, dans toute sa simplicité, le manuel opératoire du procédé, tel que nous l'avons vu pratiquer dans le service de M. le Dr Guinard :

1° *Soins préparatoires.* — Le malade baigné et soigneusement rasé, le scrotum est brossé à l'eau chaude et au savon, puis passé au sublimé ; ni éther, ni alcool.

L'anesthésie locale, bien suffisante, est obtenue par l'injection de trois centimètres cubes de solution de cocaïne à 1 pour 100. Au bout de trois à quatre minutes l'anesthésie est suffisante.

2° *Premier temps.* — L'incision des téguments est faite couche par couche jusqu'à la vaginale, au milieu de l'œdème produit par les injections de cocaïne : on jette, chemin faisant, deux ou trois pinces sur les quelques veines qui se rencontrent, bien que l'hémorrhagie soit peu abondante et s'arrête, en général, d'elle-même. Cette incision doit être faite au niveau du bord anté-

1. Houdé. Th. Paris, 1900.
2. *Presse médicale*, 31 octobre 1900.

rieur du testicule, pas trop haut pour ne pas tomber dans des régions trop vasculaires, pas trop bas, pour ne pas blesser la queue de l'épididyme. Sa longueur doit être de quatre centimètres environ, suffisante pour laisser passer facilement le testicule. Dezen recommande de faire une incision très petite de façon que la glande passe à frottement; nous ne voyons aucun avantage à ce procédé, souvent douloureux par suite de la compression de l'organe.

La vaginale, mise à nu, est ponctionnée au bistouri, et ses deux lèvres, repérées avec deux pinces de Kocher, sont incisées aux ciseaux sur toute la longueur de la plaie cutanée. Le liquide s'écoule ainsi en totalité.

Deuxième temps. — L'ouverture vaginale étant maintenue béante grâce aux deux pinces, le testicule est chassé en avant et en haut. Du même coup le feuillet pariétal de la vaginale se retourne, présentant au dehors sa surface lisse, et invaginant en même temps entre le cordon et lui la tunique fibreuse et la tunique celluleuse qui, normalement, adhèrent à sa face externe.

Un point de suture au catgut n° 2 fixe la séreuse et l'empêche ainsi de reprendre sa position première. C'est là un accident qui ne s'observait guère que dans les vieilles hydrocèles, où la vaginale, dure et épaissie, avait tendance à se déplisser. Autrement, certains auteurs, entre autres Doyen, se dispensent de ce point de sûreté, bien qu'il n'allonge pas outre mesure la durée de l'opération.

Troisième temps. — On réintègre le testicule dans le scrotum. Parfois il est nécessaire de lui creuser une petite loge au milieu de la petite couche celluleuse, ce que l'on fait en effondrant avec le doigt les cloisons de cette couche, ou en les dressant, avec des ciseaux, au voisinage des lèvres de la plaie. Celles-ci sont alors ramenées au devant de la glande, et suturées par un surjet au fil de lin, surjet qui se fait très rapidement au moyen d'une aiguille à coudre ordinaire, et donne un affrontement parfait.

Pansement compressif avec la gaze stérilisée, maintenu par un spica double soigneusement fait. Au bout de quarante-huit heures on peut permettre au malade de se lever ; le sixième jour on enlève le fil de surjet.

Ce qui frappe surtout dans ce procédé, c'est sa merveilleuse simplicité. Pas d'anesthésie générale, et par conséquent pas d'aide nécessaire. Trois ou quatre instruments (bistouri, ciseaux, aiguille) suffisent grandement. Pas d'hémorrhagie ; pas de drainage ; au bout de quarante-huit heures le malade peut se lever et vaquer à toutes ses occupations. En dehors des soins préparatoires et du pansement, trois ou quatre minutes suffisent pour cette opération.

Bien qu'identique pour le fond, ce procédé diffère par un point important du procédé de Jaboulay. Voici en quoi consiste ce dernier, tel qu'il est exposé dans la thèse de Barral, tel que le pratiquent les chirurgiens lyonnais, ainsi que Legueu (1) :

1° Temps préparatoire comme ci-dessus ;

2° Incision longitudinale aussi étendue que dans la cure radicale ordinaire, aussi longue que la tumeur (Legueu) pour permettre la facile luxation du sac tout entier ;

3° Décortication du feuillet fibro-vaginal, comme si l'on voulait pratiquer une castration.

Cette décortication se fait facilement dans le plan de la tunique celluleuse, mais on y rencontre un certain nombre d'artérioles et de veinules qui nécessitent l'hémostase ou la compression.

4° Incision, dans toute la hauteur, de la vaginale décortiquée; évacuation du liquide; retournement de cette enveloppe autour de la partie inférieure du cordon et de l'épididyme. Fixation dans la nouvelle position par une suture lâche et peu étendue au catgut;

5° Réintégration des organes dans la poche scrotale, suture cutanée à la soie métallique. Drainage à volonté.

On voit en quoi l'opération ainsi pratiquée diffère du procédé précédemment exposé. La décortication préalable et complète de la vaginale cause une augmentation dans la durée de l'opération, et nécessite une hémostase complète et soigneuse. De plus, au point de vue purement dogmatique, l'opération semble un peu

1. Hervé, *loc. cit.*

hybride, tenant le milieu entre l'évacuation pure et simple et l'ablation totale.

En effet, si l'on fait tant que de pratiquer la dissection complète du feuillet pariétal de la séreuse, pourquoi ne pas aller jusqu'au bout et réséquer complètement ce feuillet, pratiquant ainsi, dans son intégrité, l'opération de Bergmann, opération excellente, que l'évagination ne peut prétendre supplanter si elle ne supprime pas le temps délicat, c'est-à-dire la décortication de la vaginale ?

Les objections que l'on peut faire à la méthode de l'éversion sont :

1° La possibilité de compression du cordon ;

2° Adhérence et atrophie consécutive du testicule laissé à nu sous la peau ;

3° Récidive possible ;

4° En cas de hernie concomitante, récidive de la hernie dans l'infundibulum péritonéal qui persiste au-dessus du point d'excision. Bérard a réfuté ces objections, que le temps a prouvé être plus théoriques que réelles.

Il sera facile, en effet, de prévoir la compression du cordon en se bornant à réunir les deux bords éversés par quelques points de suture dont le rôle doit se borner au maintien en position de la vaginale retournée.

Quant à la seconde objection, remarquons d'abord qu'elle n'est pas spéciale et que l'opération de Bergmann est exactement judiciable du même reproche. Or l'expérience clinique en a depuis longtemps fait justice. En effet, le plus grand et même le seul danger qui menace le testicule dans sa double situation sont les adhérences étendues; or, si jusqu'à Gosselin on croyait à l'atrophie de la glande sinon fatale, du moins très probable après, la symphyse, celle-ci, même totale est presque toujours sans action fâcheuse sur le développement ultérieur et le bon fonctionnement du testicule (1).

D'ailleurs d'après Jaboulay et Bérard, ces adhérences en cas d'éversion, seraient très limitées, transitoires, se relâchant au bout de quelques semaines et laissant le testicule de nouveau libre dans le tissu cellulaire sous-scrotal; au bout de trois à quatre mois, peut-être même se forme-t-il une nouvelle cavité séreuse, chose qui n'est pas impossible si l'on considère les quelques cas de récidive de l'hydrocèle après excision complète du feuillet pariétal.

Pour ce qui est de la récidive, nous ne nierons pas qu'elle soit possible puisqu'elle est apparue même après l'excision totale, mais elle doit être très rare. Les deux cas de récidive rapide, cités dans la thèse de Hardi, tiennent uniquement à un défaut de technique.

Reste, pour la hernie de l'hydrocèle congénitale, l'amorce de récidive dans l'infundibulum péritonéal laissé ouvert en haut du trajet inguinal. Y a-t-il vraiment là un danger sérieux? Oui quand il s'agit de her-

1. Regnault. *Gaz. des hôpitaux*, 1892.

nie acquise, surtout de hernie de faiblesse où les parois abdominales ne demandent qu'à livrer passage de nouveau à l'intestin vers un de ses orifices de migration.

Probablement non, d'après Jaboulay, pour beaucoup de hernies congénitales. Ici, en effet, le plus souvent, la sangle musculaire abdominale est résistante, l'anneau inguinal reste longtemps étroit et conserve des bords solides (ainsi qu'en témoigne la gravité précoce et considérable de l'étranglement). Quant à l'infundibulum péritonéal persistant après ce retournement, si l'on a pris la précaution de faire remonter le plus haut possible le point d'éversion, on le limite à peu près aux dimensions qu'il présente, chez le sujet normalement conformé, dans la fossette péritonéale externe; on a ainsi oblitéré le canal vagino-péritonéal par un procédé qui rappelle la valvulation normale décrite par Ramonédi.

OBSERVATIONS

Observation I

S..., Lucien, 67 ans, pêcheur en Seine, entre dans le service de M. le Dr Guinard, le 19 avril 1900.

Hydrocèle double, volumineuse, gênant beaucoup le malade tiraillements et douleurs dans le bas-ventre à la suite de la station debout prolongée. Pas de traitement extérieur, le malade ne porte même pas de suspensoir.

La première hydrocèle est apparue du côté droit il y a deux ans environ ; celle du côté gauche il y a quatre ou cinq mois. Anneaux inguinaux élargis, mais cependant pas de hernie.

Opération le 21 avril.

Anesthésie à la cocaïne.

Double incision de trois à quatre centimètres au-devant de chacune de tumeurs. Des tuniques vaginales ponctionnées s'écoule un liquide clair, sans flocons. L'incision agrandie et les testicules lavés sans difficultés, on fixe par deux points séparés au catgut n° 2 les deux vaginales à la base des cordons. Remise en place sans difficulté des testicules. Surjet au fil de lin, sans drainage.

Gaze stérilisée : pansement compressif bien maintenu par un double spica soigneusement fait.

A aucun moment le malade ne s'est ressenti de son opération ; pas la moindre élévation de température. Au bout de quarante-huit heures il se lève, son spica maintenu par deux bretelles Le sixième jour on enlève les fils ; le scrotum apparait parfaitement souple et indolore. Exeat le 28 avril.

Observation II

L..., Onésime, 53 ans, reposant, à l'hospice de Bicêtre, entre dans le service le 11 mai 1900.

Hydrocèle gauche du volume des deux poings, datant de deux à trois ans.

Opération le 16 mai.

Anesthésie à la cocaïne.

L'opération est faite rapidement et sans aucune difficulté ; on est seulement obligé de débrider un peu avec les ciseaux le tissu cellulaire au voisinage des lèvres de la plaie cutanée de façon à agrandir la future loge testiculaire.

Liquide contenant quelques flocons blanchâtres ; vaginale un peu épaisse ; testicule gros mais normal ; pas de corps étrangers.

Suture au fil de lin ; pansement compressif ; lever au bout de quarante-huit heures, ablation de fils le sixième jour. Exeat le 23 mai.

Observation III

L..., Antoine, 65 ans, scieur de pierres, entre salle Nélaton, le 17 juillet.

Le malade, peu intelligent, ne peut fournir que des renseignements très incomplets. Il semble pourtant que son hydrocèle, située du côté gauche, remonte au moins à cinq ou six ans ; du même côté, pointe de hernie assez accusée. A la palpation, la tumeur dont le volume dépasse celui du poing apparait ovoïde plutôt que piriforme ; à sa partie antérieure une éraillure de la tunique fibreuse permet une petite saillie diverticulaire de la vaginale. Celle-ci semble d'ailleurs très épaisse, la fluctuation et la transparence ne sont que difficilement perçues.

Le malade présente de plus un écoulement uréthral, peu intense, de nature gonococcique ; il ne peut préciser à quelle date remonte cette blennorrhée. Le toucher rectal pratiqué le jour de l'entrée permet de sentir une prostate douloureuse, hypertrophiée du côté droit. Le malade accuse d'ailleurs de la dysurie passagère. Urines claires.

On commence par traiter les accidents uréthraux et prostatiques : grands bains, boissons délayantes, six capsules de santal par vingt-quatre heures.

Opération le 25 juillet.

Soins préparatoires ordinaires, anesthésie à la cocaïne.

Ecoulement d'un liquide clair et sans flocons après ponction de la vaginale. Celle-ci apparaît épaissie et raide : trois points de surjet au catgut n° 2 la fixent dans sa nouvelle position.

On lie les deux extrémités d'une veine assez volumineuse sectionnée au cours de l'incision des couches superficielles du scrotum. Suture en surjet au fil de lin. Pansement compressif.

Apyrexie complète : au bout de quarante huit heures le malade se lève. Le quatrième jour, il se plaint d'une douleur légère au niveau du scrotum.

Le sixième jour, on lève le pansement. Réunion par première intention parfaite : au niveau de la racine du scrotum, légère teinte ecchymotique. La palpation à ce niveau permet de sentir une masse arrondie, mollasse, qui s'écrase et disparaît sous une pression un peu forte. Il s'agissait évidemment d'un petit hématome qui s'est vidé.

Aucun accident par la suite ; le malade sort complètement guéri le 9 août.

Observation IV

Ch... François, 71 ans, reposant à l'hospice de Bicêtre, entre dans le service le 10 octobre.

Hydrocèle droite, du volume du poing, datant au moins de trois ou quatre ans.

Pas de douleur, pas de traitement antérieur.

Opération le 15 octobre.

Anesthésie à la cocaïne.

Incision assez longue à la partie antérieure de la tumeur. Le testicule est facilement luxé. La vaginale d'épaisseur moyenne est fixée par un seul point de catgut autour du cordon.

Avec les ciseaux on agrandit un peu la loge du testicule qui est remis en place. Une ou deux ligatures au catgut sur quelques petites branches veineuses. Suture au crin à points séparés.

Les fils, retirés seulement le huitième ou neuvième jour, avaient commencé à couper la peau, un pansement humide maintenu un ou deux jours suffit pour faire disparaître toute trace d'inflammation des téguments et le malade sort guéri le 25 octobre.

Ajoutons que chez celui-ci, vieillard indocile et même un peu gâteux, on n'avait pu maintenir le spica double propre et que dès le second jour il avait fallu le remplacer par un pansement plus simple maintenu par un bandage en T. Le malade a du reste gardé le lit jusqu'au jour de sa sortie.

Si nous considérons ces quatre observations dans leur ensemble, nous voyons que dans trois cas les résultats immédiats ont été excellents. Dans l'observation III, vu l'épaisseur de la vaginale, il aurait certainement été préférable de pratiquer l'ablation complète du feuillet pariétal.

L'opération a été faite dans tous les cas très rapidement. L'anesthésie à la cocaïne est très suffisante : les malades n'accusent un peu de douleur qu'au moment où l'on cherche à laver le testicule ; mais ce temps peut être rendu très facile en agrandissant suffisamment l'incision vaginale. Le point de sûreté sur la séreuse éversée est absolument de règle. La suture de la peau peut être faite indifféremment au fil de lin ou au crin de Florence ; le premier a l'avantage d'être plus souple et de ne pas piquer le scrotum quand le malade commence à marcher. En tous cas le fil doit être enlevé le sixième jour, sous peine de le voir entamer les téguments.

Un bon spica double, bien fait, est le meilleur mode de pansement ; retenu par deux bretelles, il permet au malade de se lever et de marcher dès le deuxième jour.

Nous ne pouvons, il est vrai, que juger des résultats immédiats de l'opération : mais si nous nous reportons aux travaux des autres auteurs, nous voyons que la thèse de Barral renferme dix cas qui, revus après un temps assez long, ne présentaient pas trace de récidive. Sur cinq éversions pratiquées par Legueu, Houdé compte deux récidives rapides dues uniquement à un défaut de technique : la vaginale n'avait pas été fixée par un point de sûreté autour du cordon. Enfin, sur vingt-deux cas, dont les plus anciens dater de deux ans, Longuet a pu en revoir douze parfaitement guéris.

CHAPITRE IV

Indications. Modification du procédé.

Quelles sont les indications de l'éversion vaginale ? Elle peut évidemment s'appliquer à tous les cas justiciables de l'injection iodée, et en plus aux hydrocèles communiquant avec la grande cavité péritonéale.

Longuet, dans sa *Revue générale*, énumère ainsi les cas où l'on peut pratiquer « le retournement cellulo-fibro-vaginal » qui n'est autre que le procédé employé par M. le Dr Guinard :

« 1° Dans les hernies congénitales testiculaires, il constitue alors le complément de la herniotomie (procédé de Jaboulay) ; 2° dans les hernies congénitales avec ectopie testiculaire ; 3° dans les hydrocèles congénitales sans tendance à la guérison spontanée ; 4° dans certains kystes du cordon ; 5° dans les hydrocèles biloculaires (variété de Dupuytren), si le kyste supérieur est abdominal, il faut l'exciser, on retournera seulement le kyste inférieur ; 6° dans les hydrocèles en bissac multiloculaires: les éperons de séparation seront incisés d'un coup de ciseau et le retournement exécuté comme de coutume après avoir levé les sténoses ; 7° dans les hydrocèles à parois minces ou d'épaisseur moyenne ; 8° dans les hydrocèles bilatérales ; 9° dans les hydrocèles de volume petit et moyen ; 10° dans les très grosses hydrocèles, mais avec modification légère du procédé ».

Il est évident que les cas types, justiciables de l'incision, ce sont ces hydrocèles à parois minces ou d'épaisseur moyenne, simples ou bilatérales et dont le volume n'est pas trop considérable. Quant aux vieilles hydrocèles à parois très épaisses, à tendances à la transformation en hématocèle, à incrustations calcaires, le traitement de choix, ainsi qu'il semble ressortir de notre observation III est et restera l'ablation totale de la vaginale.

Pour les très grosses hydrocèles il y a lieu, avons-nous dit, de modifier un peu le procédé opératoire. En effet, si dans ces cas on se contente de retourner la vaginale et de la fixer autour du cordon, il en résulte la formation, autour de ce dernier, d'un cul-de-sac séreux circulaire dans lequel se formeront des brides et des cloisonnements partiels et qui aboutissent, en dernières analyse, à la récidive de l'hydrocèle. Pour obvier à cet inconvénient il est nécessaire de réséquer une partie de la vaginale.

Voici ce procédé tel qu'il a été décrit par Delore (1), tel que l'ont pratiqué Legueu et Longuet. Nous ne saurions mieux faire que de citer textuellement Delore ; « Incision des bourses de dix centimètres environ, et intéressant la partie la plus déclive pour éviter tout cul-de-sac. La vaginale est mise à nu et rapidement décortiquée avec le doigt dans la plus grande étendue. Elle offre un épaississement manifeste. Je l'incise dans la longueur de la plaie des téguments. Un liquide parfaitement transparent s'écoule. Le décollement est alors complété et le testicule libéré. Un tiers de la vaginale est alors facilement excisé, puis le reste est renversé en arrière du testicule et fixé dans cette nouvelle position par trois points au catgut. Le testicule étant remis en place, l'incision cutanée est réunie par dix points de suture métallique et une mèche de gaze iodoformée est placée à la partie déclive.

Pendant les premières vingt-quatre heures un suintement séro-sanguinolent se produisit. La mèche iodoformée fut enlevée au bout de deux jours et à partir de ce moment la guérison, put être considérée comme complète. Les fils métalliques furent extraits le huitième jour. L'opéré se leva à ce moment et put reprendre son travail le quinzième jour. »

Disons-le de suite, cette manière de faire ne nous apparaît que comme une demi-mesure peu recomman-

1. Delore. *Lyon Médical*, novembre 1897. *Annales des Maladies des organes génito-urinaires*, 1898, p. 810.

dable, et du moment qu'on décortique la vaginale dans son entier et que l'on en excise le tiers, nous ne voyons vraiment pas pourquoi on ne l'exciserait pas complètement.

Une autre variante de peu d'importance, il est vrai, mais que nous demandons néanmoins à mentionner est de mise dans les cas de hernie ou d'hydrocèle congénitale. On doit faire alors l'incision haute de la cure radicale de hernie, empiétant même peu sur les bourses, on dissèque une partie du canal péritonéo-vaginal que l'on retourne ensuite après luxation du testicule. C'est du reste le procédé que Jaboulay a employé pour la première fois.

CONCLUSIONS

L'éversion de la vaginale, sans décortication du feuillet pariétal est une bonne opération. Elle réalise les trois conditions de l'ancienne chirurgie : *cito, tuto* et *jucunde*.

Elle doit dans tous les cas remplacer l'injection de teinture d'iode.

Lorsqu'elle doit se compliquer de la décortication ou de la résection partielle de la vaginale, il vaut mieux pratiquer dans son intégrité l'opération de Bergmann, c'est-à-dire l'ablation complète de feuillet pariétal.

TABLE

Imprimerie des Facultés A. Michalon, 26, rue Monsieur-le-Prince, Paris.

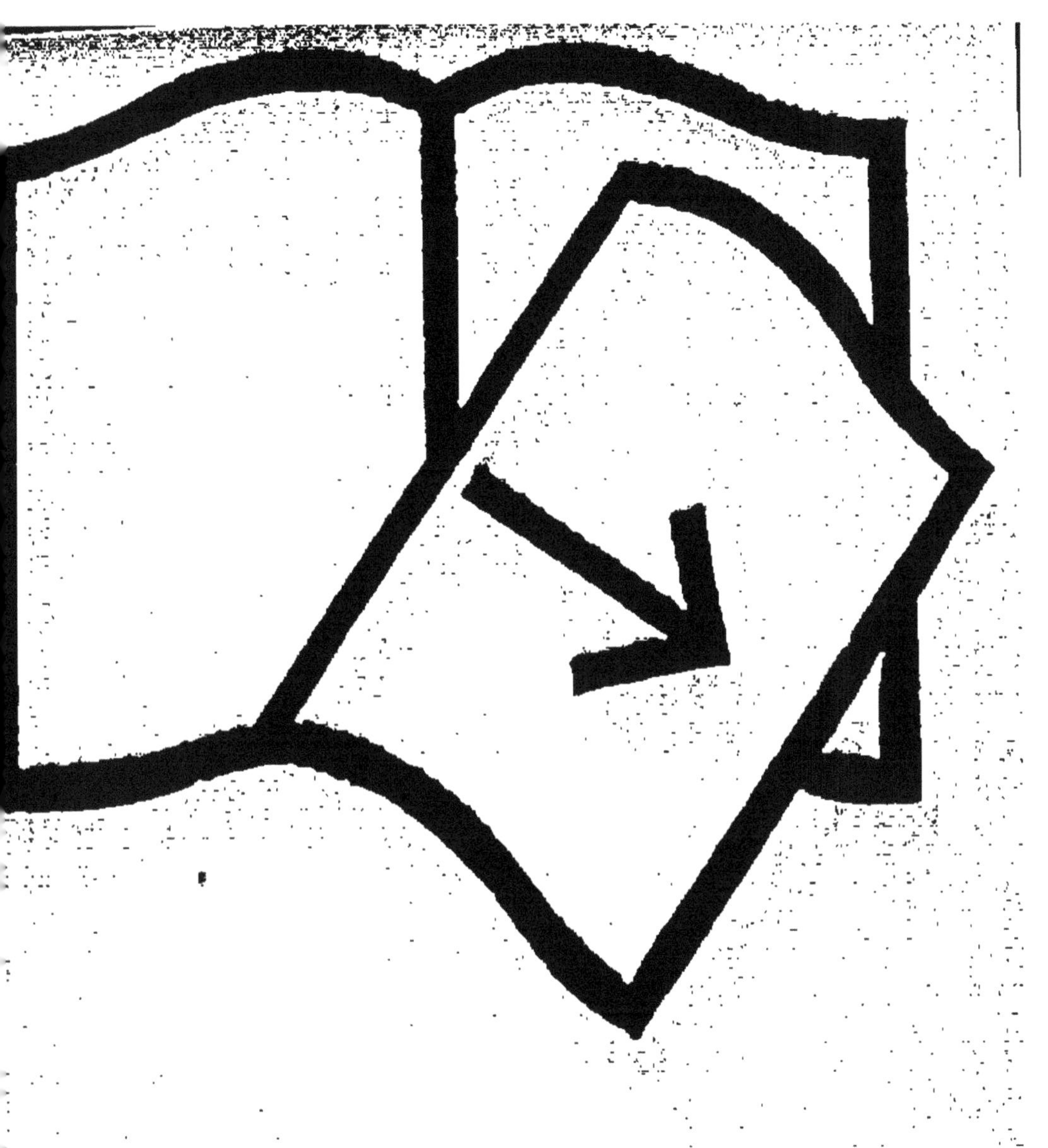

www.ingramcontent.com/pod-product-compliance
Ingram Content Group UK Ltd.
Pitfield, Milton Keynes, MK11 3LW, UK
UKHW020216200726
13856UKWH00004B/1431